U0257655

舰船工作人员常见伤痛的防治

何星颖　袁红斌　主编

上海大学出版社
·上海·

图书在版编目(CIP)数据

舰船工作人员常见伤痛的防治 / 何星颖，袁红斌主编. -- 上海：上海大学出版社，2024. 6. -- ISBN 978 - 7 - 5671 - 4996 - 0

Ⅰ. R821.8

中国国家版本馆 CIP 数据核字第 2024EJ4791 号

责任编辑　陈　露
封面设计　缪炎栩
技术编辑　金　鑫　钱宇坤

舰船工作人员常见伤痛的防治

何星颖　袁红斌　主编

上海大学出版社出版发行

（上海市上大路 99 号　邮政编码 200444）

（https://www. shupress. cn　发行热线 021 - 66135112）

出版人　戴骏豪

*

南京展望文化发展有限公司排版

上海颛辉印刷厂有限公司印刷　　各地新华书店经销

开本 890mm×1240mm　1/32　印张 3.25　字数 60 千

2024 年 6 月第 1 版　2024 年 6 月第 1 次印刷

ISBN 978 - 7 - 5671 - 4996 - 0/R・55　定价　45.00 元

编　委　会

前言

■
■
■
■
■

　　当前我国积极走向世界多边舞台，深入参与海洋领域全球治理，舰船远洋航行日益频繁。舰船工作人员是一类特殊的工作群体，远航时经常跨越不同的区域，高盐、高湿、高噪声的工作和生活环境，紧张的工作压力以及时差、气候的骤然改变，容易导致舰船工作人员身体处于应激状态，诱发全身各部位软组织损伤引起疼痛。这种疼痛如果不能得到早期有效诊治，久而久之可能转化为慢性疼痛，甚至导致失眠、焦虑、抑郁等，严重影响舰船工作人员的正常生活和工作。

　　本书内容包括舰船工作人员常见急慢性伤痛概述、适用于舰船环境的常用疼痛治疗方法以及舰船工作人员常见疼痛疾病的治疗3部分内容，涵盖

1

56个知识点，涉及常用的药物治疗（主要是非甾体类抗炎药、局部麻醉药、NMDA受体拮抗剂等非阿片类镇痛药物以及临床管控类的阿片类镇痛药）、神经阻滞治疗（主要是眶上神经阻滞、枕大神经阻滞和颈肩部神经阻滞）、微创介入治疗（浮针疗法、触发点疗法）、中医疗法（中药内服与外治、针灸）、心理疗法（心理咨询及音乐舒缓）等，重点介绍最常见的偏头痛、紧张性头痛、肩周炎、肱骨外上髁炎、腕管综合征、腱鞘炎、膝关节痛、带状疱疹及后遗神经痛的诊断和防治要点。方便学习者根据自身知识背景及实际需求有选择地自由组合学习，不断加强学习者结合环境与个体处理问题的能力。

目前舰船医务人员能够胜任绝大多数远海常见疾病的诊疗，但是具体细化到疼痛及疼痛相关性疾病，无论是诊断还是治疗，其能力都亟待培训和提高。本书作者均参加过长远航的医疗保障工作，针对舰船工作人员工作训练及生活中常见、重要"伤痛"，以科普的形式讲授病因、临床表现及适用于舰船工作环境的防治手段，可供舰船工作人员和相关医务人员参考和使用。

目录

第一章

总　论

舰船工作人员长期、频繁的远洋航行,工作、时差和地域因素对人体生物节律产生各种影响,导致身体处于应激状态。如果没有得到适当的调整和恢复,久而久之可能出现颈、肩、腰、腿部疼痛等各种不适症状。据某驻舰医务中心调查显示:驻舰时间2年以上的人员,工作、训练及生活相关的疼痛性疾病的发病率较高。其中,膝关节痛发生率最高,约占31%;其次为肩颈和腰背痛,分别约占27%和21%。对于这些重点部位的高发疼痛,本书会有专门的章节进行介绍。

由于舰船工作人员以中青年为主,一般不存在严重器质性疾病,这些常见部位的伤痛往往以环境—生理—心理连锁应激造成的软组织疼痛居多。但是,如果不能得到早期、及时的治疗,这些急性期疼痛可能进展为慢性、难治性疼痛,严重影响舰船工作人员的身心健康和工作能力。因此,针对舰船工作人员常见伤痛的防治,对于提升医疗保障能力、避免急性疼痛向慢性疼痛转化、有效维护舰船工作人员的工作能力极为必要。

▶ 一、疼痛的概念

早在2000年,疼痛就已经被世界疼痛大会列为继"呼吸、脉搏、体温和血压"之后人类第5大生命体征。世界卫生组织也已经明确:急性疼痛是症状,慢性疼痛是疾病。2020年,国际疼痛研究协会(IASP)对于疼痛的定义进行了更新,强调"疼痛是一种与实际或潜在的组织损伤相关的不愉快的感觉和情感体验,或与此相似的经历"。因此,疼痛不仅是躯体的感觉,更是一种躯体痛感引发的情感体验(图1-1)。

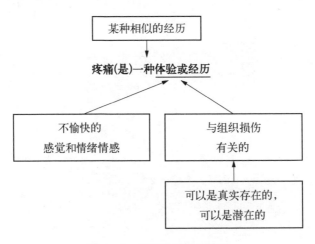

图 1-1 疼痛的定义(2020)

3

▶ 二、疼痛的分类

1. 根据疼痛持续的时间分类

通常以 3 个月为界限,将持续时间小于或等于 3 个月的疼痛定义为急性疼痛,而将持续时间大于 3 个月的非癌症引起的疼痛定义为慢性非癌性疼痛。但是这两者并不是绝对独立的,如果急性疼痛处理不当、迁延不愈就可能进展为慢性疼痛。

2. 根据疼痛发生的系统和器官分类

主要包括中枢痛、内脏痛和躯体痛(图 1 - 2)。

(1)中枢痛就是由于脊髓、脑干、丘脑和大脑皮质等中枢神经疾病所导致的疼痛。

(2)内脏痛就是由于内脏器官病变所导致的疼痛。这类

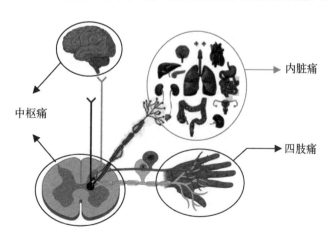

图 1 - 2　疼痛发生的系统和器官分类

内脏器官大多位于机体深部,因此疼痛难以准确定位,往往表现为隐痛、胀痛、绞痛、牵涉痛等。

（3）躯体痛的疼痛部位大多位于浅表部位,主要表现为局部性疼痛,定位相对比较明确。

3. 根据疼痛的病因分类

主要包括创伤性、炎症性、神经病理性、癌性以及精神心理性疼痛,其中创伤性疼痛和炎症性疼痛是舰船工作人员最常见的疼痛类型。

▶ 三、疼痛程度的评估

临床工作中对于疼痛严重程度的评估和判断,需要借助一些专用的工具。视觉模拟量表和数字评定量表是目前临床最常用的两种疼痛评估工具(图 1-3)。

视觉模拟量表(visual analogue scale, VAS):以 0～10 分为评估区间,0 分表示无痛,10 分表示疼痛难以忍受。患者可以根据当下感受的疼痛程度,在 0～10 的标尺上标出相应的位置,标记位置距离起点 0 的距离即为疼痛得分,数值越大表示疼痛越严重。

数字评定量表(numberical rating scale, NRS):采用 0～10 这 11 个数字表示疼痛程度,患者可以在 4 种大类别,共 11 个评分(0～10)中选择:即无疼痛(0),轻度疼痛(1～3)、中度疼痛(4～6)、重度疼痛(7～10)。

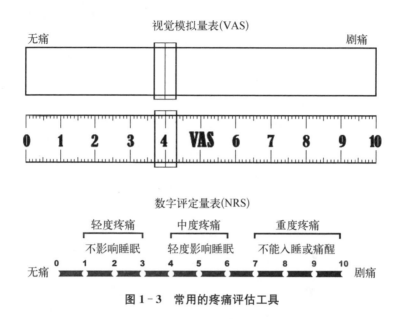

图 1-3　常用的疼痛评估工具

▶ 四、常见疼痛的治疗原则

　　针对舰船工作人员常见的疼痛,目前临床最常用的治疗方法是药物治疗。治疗疼痛的药物,根据药理作用不同主要分为 4 类:解热镇痛消炎药、麻醉性镇痛药、抗癫痫药和抗抑郁药。其中,解热镇痛消炎药是最基本、最常用的药物,也称为非甾体类抗炎药(NSAIDs),它通过抑制前列腺素的生物合成缓解疼痛。常用的有布洛芬、双氯芬酸、氟比洛芬酯等。除了解热镇痛消炎药,我们还可以根据患者疼痛的类型和治疗效果,阶梯性选择麻醉性镇痛药,如吗啡、芬太尼、羟考酮、布托啡诺等。但是,使用中必须注意——麻醉性镇痛药长期使用可能会诱发成瘾性,必须遵循医嘱合理合规使用。除此之外,疼痛治疗药物还包括抗癫痫药和抗抑郁药,都有各自的适应证和禁忌证,疼痛时要根据临床指征谨慎选择。

如果药物治疗效果不佳、疼痛迁延不愈,我们可以实施神经阻滞疗法(图1-4,图1-5),主要是指将局部麻醉药注射到疼痛局部或相应的支配神经周围,阻断痛觉传导通路,从而达到消除或减轻疼痛的目的。关于疼痛的神经阻滞方法,本书会有专门的章节重点介绍痛点、外周神经、神经节、神经丛以及硬膜外阻滞。

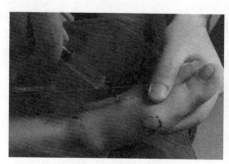
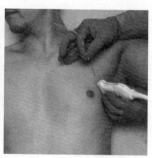

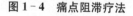

图1-4 痛点阻滞疗法　　　图1-5 外周神经阻滞

除了药物和神经阻滞治疗,在临床工作中还有一些其他治疗手段。例如,以浮针和触发点为代表的微创介入疗法、中医的针灸和推拿疗法、物理疗法,以及心理疗法等,本书都会有专门的章节分别介绍。我们可以根据疼痛的病因、病程及程度选择一种或几种方法，为罹患疼痛的舰船工作人员制定个体化的治疗方案。

第二章

药物治疗

2020 年 3 月至 5 月,我们对海军驻沿海某基层部队执行任务的 765 名官兵进行了问卷调查。调查发现:完全没有疼痛烦恼的只占 32.5%,出现疼痛的 494 例官兵中,轻度疼痛 209 例(42.3%)、中度疼痛 260 例(52.6%)、重度疼痛 25 例(5.1%),疼痛程度以轻中度疼痛为主,重度疼痛的比例较低。究其原因,主要是由于体能训练或者是工作姿势较为固定所致,以及急性损伤后恢复不佳,其他还有环境、个人基础疾病等因素。疼痛在工作、睡眠、情绪、生活 4 个维度都造成了明显的影响,因此需要对疼痛进行积极的治疗。

最常见的疼痛治疗方法就是药物治疗。目前用于疼痛治疗的药物,主要分为阿片类药物和非阿片类镇痛药物,后者更常用。

第一节 非阿片类镇痛药物

根据化学结构及作用机制的不同,主要分为乙酰苯胺类、非甾体类抗炎药、α2-肾上腺素能受体激动剂、NMDA受体拮抗剂和钙通道阻滞剂。下面我们将一一介绍。

▶ 一、乙酰苯胺类

最常见的是对乙酰氨基酚,又名扑热息痛,具有解热、镇痛作用,适用于感冒发热、关节痛、神经痛、头痛及偏头痛、痛经、癌痛等各类疼痛,主要用于轻度至中度疼痛的短期治疗。

常用剂量为每6小时口服6~10 mg/kg,最大剂量不超过3 000 mg/d。丙帕他莫是对乙酰氨基酚的前体药物,1 g丙帕他莫在血液中分解为0.5 g对乙酰氨基酚,常用剂量为每6小时静脉滴注1~2 g,日剂量不超过8 g。

▶ 二、非甾体类抗炎药

非甾体类抗炎药(NSAIDs)药物的镇痛机制主要是通过抑制环氧化酶(cyclooxygenase,COX),减少前列腺素合成,从而减轻炎症反应和疼痛。环氧化酶(COX)是花生四烯酸生成前列腺素过程的第1个催化酶,人体有两种COX异构体,即 COX1 和 COX2。其中,COX1 为结构酶,存在于多种组织的人体正常成分,其诱导产生的 PGE2 等有保护胃黏膜的作用;COX2 为诱导酶,存在于炎症部位,其诱导产生的 PG 导致炎症介质释放,诱发疼痛和炎症。根据作用靶点不同,将非甾体类抗炎药分为非选择性 COX 抑制剂和选择性 COX 抑制剂。选择性 COX 抑制剂副作用小,应用越来越多。

1. 非选择性 COX 抑制剂

常用的有阿司匹林、吲哚美辛、布洛芬、双氯芬酸、酮洛酸、氟比洛芬酯。其中,阿司匹林、吲哚美辛、布洛芬是老药,酮洛酸和氟比洛芬酯是较新的药物。

(1)酮洛酸:肌注或静脉缓慢推注,单次剂量为 30 mg,以后每 6 小时使用 15～30 mg,日剂量不超过 120 mg,连续用药不超过 5 日。

(2)氟比洛芬酯:用于缓解术后疼痛和癌痛,单次剂量为 50 mg,日剂量不超过 100 mg,静滴或静注。还有新的剂型如贴膏,贴于患处方便使用。

2. 选择性 COX 抑制剂

常用的有塞来昔布、美洛昔康、帕瑞昔布等。

以塞来昔布为例,口服约 2.8 小时达到血浆药物峰浓度,初次用药 5 天后 15 秒血浆药物浓度达到稳态,平均有效半衰期为 11 小时。尤其适用于骨性关节炎和风湿性关节炎的镇痛抗炎,禁用于妊娠和过敏患者,慎用于消化道溃疡和有出血倾向者。不良反应主要为上消化道副作用,包括腹痛、消化不良和恶心等。

▶ 三、NMDA 受体拮抗剂

最常见的是氯胺酮,属于 N -甲基- D -天冬氨酸受体拮抗剂。小剂量氯胺酮可用于急性疼痛或慢性疼痛(疱疹后疼痛和癌痛)的治疗,也用于各种表浅、短小手术的全身复合麻醉。近年来有右旋异构体 S -氯胺酮,副作用更小。

给药途径包括椎管内、肌注、静注、皮下和口服。肌注单次剂量小于 2 mg/kg,静脉或硬膜外单次剂量应小于 1 mg/kg。

▶ 四、α₂ -肾上腺素能受体激动剂

目前在临床镇痛治疗中,主要使用的是可乐定和右美托咪定。这是一类选择性肾上腺素能受体激动药,其镇痛机制是抑制脊髓后角水平伤害性刺激的传导。当去甲肾上腺素或选择性肾上腺素能受体激动药激活受体后,会使突触前膜去极化,进而抑制突触前膜 P 物质及其他伤害性感受性肽类的释放。

可乐定的给药途径有口服、经皮、静脉及硬膜外等多种方式,目前推荐硬膜外给药。而右美托咪定由于用药途径的限制,使用得较少,主要用于围术期的辅助镇痛。

▶ **五、钙通道阻滞剂**

适用于神经病理性疼痛的药物中,最常用的是加巴喷丁和普瑞巴林,这些药物在使用后可能出现头晕、嗜睡、疲倦、呼吸抑制等不良反应。

(1) 加巴喷丁:口服剂量通常为 $300\sim600$ mg,3 次/日。

(2) 普瑞巴林:口服剂量为 150 mg,2 次/日。

▶ **六、非阿片类镇痛药物合理使用的注意事项**

积极寻找疼痛的病因,不可片面追求止痛而耽误原发病的治疗。掌握各类药物的不良反应和禁忌证,如下:

(1) NSAIDs 和对乙酰氨基酚:支气管哮喘患者禁用;活动性消化道溃疡、胃肠道出血或炎症性肠病患者禁用;急性或慢性肝功能异常,慢性肾脏疾病患者禁用。

(2) α_2-肾上腺素能受体激动剂:可能发生低血压。

(3) 氯胺酮:禁用于顽固性高血压、颅内压增高、脑出血、青光眼患者,个别患者可出现幻觉。

第二节　阿片类镇痛药物

大家耳熟能详的吗啡、芬太尼都属于阿片类镇痛药,尽管它们是效果非常好的止痛药,但若使用不当也可能带来最致命的风险。阿片类物质主要是指与鸦片相关的所有化合物。"鸦片"一词源于希腊语"opos",是汁的意思。鸦片最早是从罂粟蒴果中提取的生物碱及体内外的衍生物,其中包含了20余种生物碱,但只有吗啡、可待因、罂粟碱具有临床药物价值。1806年,德国药剂师首次报道从鸦片中分离出了一种纯净物,并以希腊梦神 Morpheus 的名字将其命名为"吗啡"。到了19世纪中叶,纯生物碱开始取代天然鸦片制品,广泛应用于医学领域。

阿片类物质是从罂粟中提取的生物碱及体内外的衍生物,通过与中枢特异性受体相互作用,能缓解疼痛及疼痛引起的焦虑,同时在镇痛时保持意识清醒并产生欣快感。然而,大剂量使用可导致呼吸抑制、血压下降,并且阿片类药物最大的不良反应是成瘾性。

▶ 一、按药物来源分类

阿片类药物分为天然型、半合成型以及人工合成型。

(1)天然型阿片类药物:吗啡、可待因和罂粟碱。

(2)半合成型阿片类药物:主要是一些吗啡的衍生物,如海洛因、氢吗啡酮。

(3)人工合成型阿片类药物:如芬太尼、瑞芬太尼。

▶ 二、按药物与阿片受体的关系分类

1. 阿片受体

阿片受体分为 μ、k、δ 三种。

（1）μ 阿片受体：分为 2 型。μ1 受体是阿片类药物最经典的镇痛、镇静，以及催乳素分泌受体；μ2 受体主要和阿片类药物的呼吸抑制、欣快、瘙痒、缩瞳、抑制肠蠕动、恶心呕吐，以及药物依赖性有关。

（2）k 阿片受体：主要在脊髓水平产生镇痛作用，有呼吸抑制、镇静、致幻的作用。k 受体激动以后对内脏痛的镇痛效果特别好。

（3）δ 阿片受体：激活后引起平滑肌收缩，与镇痛作用的关系尚未定论。

2. 阿片类药物分类

（1）阿片受体完全激动剂：镇痛作用强，用于中、重度癌痛的治疗。例如，吗啡、氢吗啡酮、羟考酮、芬太尼、哌替啶等，其中吗啡、芬太尼及其衍生物是 μ 阿片受体激动剂；羟考酮是 μ 和 k 受体激动剂，用于内脏痛；氢吗啡酮是 μ 和 δ 受体激动剂。

（2）阿片受体部分激动剂：以激动 μ、k 受体为主，对 δ 受体有拮抗作用。起效快，持续时间长，药物依赖和呼吸抑制风险低。例如，丁丙诺啡的长效制剂——丁丙诺啡透皮贴

剂,可 7 天持续释放,老年患者、肾功能不全者不需调剂量。

（3）阿片受体混合激动-拮抗剂：对某型阿片受体产生激动作用,而对另一型阿片受体产生拮抗作用,以镇痛作用为主,成瘾性较小。例如,纳布啡、喷他佐辛、布托啡诺、地佐辛等。

（4）阿片受体拮抗剂：能与阿片受体结合,但不发挥激动作用,属于竞争性拮抗。例如,纳洛酮、纳美芬、纳曲酮等。

▶ 三、按镇痛强度分类

1. 强阿片类药物

用于全身麻醉诱导和维持的辅助药物,以及术后镇痛、中至重度癌痛和慢性疼痛的治疗。例如,吗啡、舒芬、羟考酮和氢吗啡酮等。

2. 弱阿片类药物

用于轻、中度急慢性疼痛和癌痛的阶梯治疗。例如,曲马多、可待因等。

阿片类药物的镇痛效果同阿片类药物到达作用部位、与受体结合的亲和力,以及阿片药物到达作用部位的过程有关。吗啡具有亲水性,因此在整个鞘内分布比较广;芬太尼是脂溶性的,在鞘内的分布相比较局限,虽然芬太尼的镇痛效价比吗啡高,但是吗啡在鞘内相对来说就比较有优势。而介于亲水性和亲脂性之间的药物如氢吗啡酮,药物的镇痛效能相对吗啡和芬太尼则更有优势。

第三章
神经阻滞治疗

第一节 痛点注射治疗

痛点注射治疗的解剖基础是压痛点，是肌肉内一个高度易激惹的点，可存在于身体任意一块肌肉中。压痛点是由于肌肉纤维持续收缩或受到压迫，导致缺血缺氧，从而发生无菌性炎症，形成一个一个硬性结节，大小约 2～10 毫米。直接压迫痛点时，患者常常出现与施加压力不成比例的剧烈疼痛，从而不由自主地移动肩膀、头部或身体的其他部位，这也就是我们临床上所说的跳跃征，这一体征被认为是压痛点的特殊病理表现。

▶ 一、定义

痛点注射治疗是指在压痛点周围注射一定剂量的消炎镇痛药物，从而减轻患者疼痛水平的治疗方法。它是疼痛门诊最早采用的一种治疗手段，效果确切、适用范围广。

▶ **二、常用的触诊痛点方法**

　　痛点的位置主要靠医生的物理检查和患者的表述来确定。典型的患者,在疼痛区域内可触摸到硬性结节,并且该结节的压痛非常明显。

　　1. 平滑式触诊法

　　通过来回推动注射部位的肌肉组织,从而寻找其中的条索状物或者硬结。平滑式触诊法主要用于浅表肌肉组织内压痛点的定位,如斜方肌等。

　　2. 钳捏式触诊法

　　通过拇指与其他手指一起,钳捏住注射部位的肌肉组织,通过前后推动的方式,来寻找其中的硬结。钳捏式触诊法主要用于体表游离边缘肌肉组织压痛点的定位,如胸大肌外侧缘。

　　3. 深部触诊法

　　将手指放在注射部位皮肤表面,通过向深部施加压力,从而引出局部性的压痛或放射痛。深部触诊法主要用于对体内深层肌肉组织中的压痛点的定位,如腰背部深层肌肉组织。

▶ **三、常用的痛点注射方法**

　　1. 肩背部痛点注射

　　(1)痛点位置:在肩部,最常见痛点位于喙突、肩峰、肩锁关节、肱骨大结节、小结节以及结节间沟等位置;在背部,最常见痛点位于斜方肌顶点、冈上肌、冈下肌以及三角肌等位置。

（2）适应证：适用于颈肩背部肌筋膜疼痛综合征、颈肩综合征以及棘上或者棘间韧带损伤引起的疼痛。

（3）方法：患者采取骑跨坐位，坐于座椅上，双臂置于座椅靠背或自然下垂。通过触诊，确定患者压痛位置，并做好标记。对穿刺点周围区域进行常规消毒后，采用 10 mL 空针垂直刺入皮肤，到达病变处，回抽检查，如无回血或气体，则注入消炎镇痛药 5～10 mL。

2. 腰骶臀部痛点注射

（1）痛点位置：常见于脊肋角、棘突、臀大肌、臀中肌、坐骨结节、骶尾骨角等处。

（2）适应证：适用于腰骶臀部肌筋膜疼痛综合征、棘上或棘间韧带损伤、腰骶韧带损伤、脊神经后支嵌压综合征引起的疼痛。

（3）方法：患者一般采取俯卧位，通过深部触诊法确定患者痛点位置并做好标记，对痛点周围皮肤进行常规消毒后，使用 8 cm 长的 7 号针头垂直刺入皮肤，到达病变处。根据病变部位的大小、范围，确定消炎镇痛药的浓度和剂量。

3. 肘部痛点注射

（1）痛点位置：常见于肱骨外上髁、肱骨内上髁、肱桡滑囊、尺骨鹰嘴等位置。

（2）适应证：适用于肱骨外上髁炎、肱骨内上髁炎，也就是俗称的网球肘。

（3）方法：患者一般取坐位，患肢屈肘 90°，放置于桌上。通过触诊确定压痛点位置，通常位于肱骨外上髁远端 1 cm 处，以此作为穿刺点。对穿刺部位皮肤常规消毒后，使用 5 号穿刺针，于压痛点处垂直刺入皮肤，直至骨膜。回抽确认无血后，注入消炎镇痛药 3 mL；然后少许退针，使针尖位于伸肌肌腱浅部与深部之间，再次回抽无血后，缓慢加压注射药液 3～5 mL；最后退针至皮下，分别向穿刺点四周由浅到深进行扇形注射。注药时若感到有阻力、且患者感到胀痛明显者，效果最佳。每周 1 次，3 次为一疗程，一般经过 2～3 次治疗即可痊愈。

4. 下肢痛点注射

（1）痛点位置：常见于足跟、膝关节周围、腘窝及小腿前面。

（2）适应证：适用于腱鞘炎、踝部韧带损伤、跟腱炎、跟痛症及滑囊炎等引起的疼痛。

（3）方法：患者一般采取仰卧位或者俯卧位，首先确定患者痛点位置并做好标记。以痛点为中心，对周围皮肤进行常规消毒。随后，利用 6 号或者 7 号穿刺针垂直刺入皮肤，直至到达病变部位。在回抽确认无血后，注入消炎镇痛药 5～10 mL。

▶ **四、痛点注射的注意事项**

（1）力争诊断准确，否则可能治疗无效。

（2）注意无菌操作，防止穿刺部位感染。

（3）药物严重过敏时可导致患者出现呼吸、心搏骤停，因此治疗室需要配备监护和抢救设备。

（4）对注射部位的解剖一定要熟悉，避免损伤血管、神经、胸腹膜。

（5）对同一部位，最好向 3 个方向注射药物，从而使硬结充分浸润。

（6）注射药物速度尽量缓慢，并且过程中需密切关注患者反应。

第二节　外周神经阻滞（枕大神经及眶上神经阻滞）

神经阻滞是指将局部麻醉药注射到神经周围，暂时阻断该神经的传导，使神经支配的区域产生麻醉作用。近年来，随着可视化技术的发展，超声开始应用于神经阻滞。在超声的引导下，原本不可见的结构如肌肉、骨骼、血管和神经等都变得清晰可见，因此，神经阻滞的操作也变得更加简单、安全。

采用神经阻滞处理枕大神经或眶上神经病变时，一方面，可以在这些神经周围注射局麻药来麻痹神经，使神经支配区域的疼痛暂时消失；另一方面，还可以在局麻药中加入神经营养药物，使神经病变减轻或者消失，从而提高患者的工作能力和生活质量。超声仪会配备不同频率的探头，鉴于这两支神经位置相对表浅，因此我们通常会选择更适合于表浅结构的高频超声探头。

枕大神经及眶上神经阻滞的适应证包括枕神经痛、眶上神经痛、三叉神经分支痛，以及可疑上述神经痛的诊断性治疗；另外，还适用于上述神经支配区域的肿物切除、外伤修复性手术麻醉及术后镇痛。

▶ 一、枕大神经阻滞

1. 神经解剖

枕大神经（图3-1）来自颈神经的分支，浅出于头下斜肌下缘深面，有较长一段走行于头上斜肌、头下斜肌及半棘肌之间。主要支配颈、枕部的皮肤感觉。发生病变时，由它支配的区域会出现疼痛等感觉异常。

2. 阻滞技术

患者一般采取俯卧位，也可以采取坐位。采用坐位时，患者骑跨于治疗椅，颈部

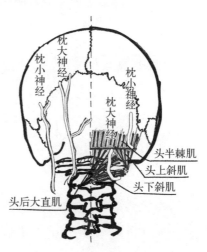

图3-1　枕大神经背面观

前屈前额趴在椅背上。在超声的帮助下寻找枕大神经,方法如下。

(1)根据血管寻找神经。枕大神经多数与枕动脉伴行,因此可先寻找枕动脉,也就是将超声探头横放于患者的上项线区域。超声下可见搏动的血管影,且不易被超声探头压闭的就是枕动脉,其附近有圆形或者椭圆形低回声结构,即为枕大神经(图3-2)。

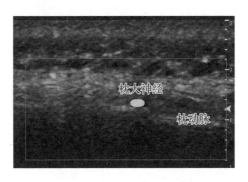

图3-2　枕大神经的超声解剖

(2)根据解剖位置寻找神经。将超声探头由内下向外上略倾斜放置,由浅入深依次可见斜方肌等肌肉组织,枕大神经就位于斜方肌深部的头半棘肌和头下斜肌之间。

找到了神经就可以实施阻滞。第一步,予以局部皮肤消毒;第二步,在超声引导下将穿刺针推进到神经周围,回抽尾部注射器,确认无血即可注入局麻药(如1%的利多卡因2~3 mL)。药物注射完毕后,拔出穿刺针并局部压迫止血,防止血肿形成。

▶ 二、眶上神经阻滞

1. 神经解剖

眶上神经(图 3-3)起源于三叉神经的末梢分支,从眼眶部的眶上切迹穿出到皮下,主要支配上眼睑和前额部皮肤的感觉。发生病变时,由它支配的区域会出现疼痛等感觉异常。

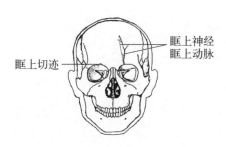

图 3-3　眶上神经正面观

2. 阻滞技术

医师面向患者,将超声探头放置于患者的眉毛上方位置。然后将探头逐渐向患者足端移动,直至眶上缘,通过内移或外移探头寻找高回声骨性结构中的缺口,即为眶上切迹,内有眶上动脉,眶上动脉旁边可见眶上神经(图 3-4)。

通常自眶上切迹处缓慢进针,回抽尾部注射器,确认无血即可注入局麻药(如 1% 利多卡因 2~3 mL)。注药完毕后,拔出穿刺针,压迫局部止血,防止血肿形成。

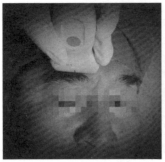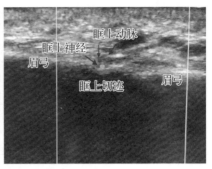

图 3-4　眶上神经的超声解剖

▶ 三、神经阻滞技术的注意事项

在超声引导下实施神经阻滞时,穿刺针是在神经周围进行药物注射的,由于针尖非常贴近神经的位置,因此注射时务必小心,以避免损伤神经。与此同时,由于神经往往与动脉、静脉等血管伴行,因此在注射局麻药前,务必确认回抽无血,以避免穿刺针误入血管引发局麻药中毒。此外,药物注射完毕后要及时按压止血,防止局部血肿形成。

第三节　星状神经节阻滞

星状神经节(stellate ganglion,SG)是由颈下神经节和第1胸神经节融合而成的交感神经节,属于自主神经系统。

星状神经节阻滞（stellate ganglion block，SGB）是将局麻药注射至星状神经节周围及附近组织中，从而阻滞支配头颈部、上肢及上胸部交感神经的方法。常用于临床麻醉以及与疼痛相关疾病的微创治疗。

▶ 一、解剖

颈交感神经链由颈上、颈中、颈下三神经节组成。约80%的人颈下神经节与第1胸神经节融合，有时第2胸神经节也会融合其中，共同形成颈胸神经节，因其形态不规则，多呈星形，又称星状神经节。星状神经节常位于斜角肌内侧、椎前筋膜深面、颈长肌、食管和气管外侧，与喉返神经伴行，前方紧邻第1肋颈，后方延伸至第7颈椎（C7）椎体，向下与胸交感神经链连接，平行走形于椎旁。

▶ 二、临床应用

1. 适应证

（1）头面部疾病：头痛、面肌痉挛、面神经炎、梅尼埃病、非典型面部疼痛、周围性面神经麻痹、脑缺血性疾病等。

（2）颈肩及上肢疾病：颈肩臂综合征、肩关节周围炎、多汗症、胸廓出口综合征、颈椎病、雷诺病、上肢动脉栓塞、幻肢痛、残肢痛等。

（3）其他：带状疱疹后神经痛、突发性耳聋、睡眠障碍、过敏性鼻炎、哮喘、经前期综合征、顽固性痛经、围绝经期综合征、缺血性心肌病、创伤后疼痛（伴有皮肤水肿、冷汗、青紫）、复杂局部疼痛综合征等。

2. 禁忌证

凝血功能障碍、局部皮肤感染、近期有心肌梗死病史、青光眼、甲状腺肿大、心脏兴奋传导异常，以及患者精神障碍不配合等。

▶ 三、阻滞技术

超声引导下的阻滞技术可以清晰识别神经及周围血管、肌肉、骨骼及内脏结构，从而可精确定位，降低穿刺难度，减少穿刺相关并发症，缩短起效时间，提高阻滞的成功率；同时，可有效减少局麻药的用量，避免局麻药的全身毒性反应，提高阻滞的安全性和患者的舒适性。

阻滞前准备：患者取仰卧位，头稍偏向健侧，肩部垫一薄枕。采用高频线阵探头（8～13 MHz）横置在锁骨上方，寻找第 7 颈椎横突后结节，可观察到内侧的第 7 颈神经根、椎动脉、椎静脉、颈动脉、颈内静脉、颈长肌，以及上方位于前中斜角肌之间的臂丛神经等结构（图 3 - 5），星状神经节位于椎前筋膜深面，颈长肌表面。将超声探头继续向头侧扫查，可以观察到胸锁乳突肌深部的第 6 颈椎椎体和其特有的驼峰样横突前结节、横突后结节、前后结节中间的第 6 颈神经根，以及颈动脉、颈内静脉及颈长肌等结构（图 3 - 6）。然后超声下在第6～7颈椎之间找寻最佳的阻滞位点。打开多普勒超声诊断仪，辨别并规避穿刺路径上的重要血管，寻找到位于椎前筋膜深面、颈长肌浅面的星状神经节。采用平面内穿刺技术，到达目标靶点（图3-7），回抽确认无血后，缓慢注射局麻药。

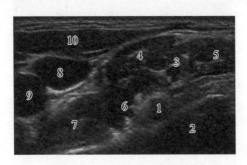

图3-5　第7颈椎水平切面

1. 第7颈神经根；2. 第7颈椎横突后结节；3. 肌间沟臂丛；4. 前斜角肌；5. 后斜角肌；6. 椎动、静脉；7. 颈长肌；8. 颈内静脉；9. 颈动脉；10. 胸锁乳突肌

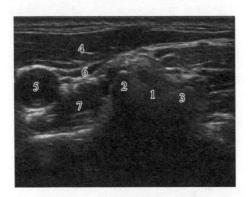

图3-6　第6颈椎水平切面

1. 第6颈神经根；2. 第6颈椎横突前结节；3. 第6颈椎横突后结节；4. 胸锁乳突肌；5. 颈动脉；6. 颈内静脉；7. 颈长肌

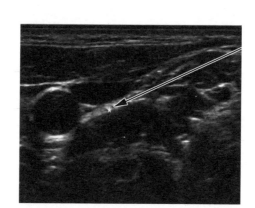

图 3-7　五角星即为星状神经节阻滞的靶点位置

临床通常以霍纳综合征的出现作为阻滞成功的标志,即患者表现为上睑下垂、眼球内陷、结膜充血、瞳孔缩小,同侧面部少汗或无汗,以及皮温升高等。

▶ 四、星状神经节阻滞的常见并发症及处理

(1)血肿和瘀斑:一般在阻滞后给予患者冰敷 20 分钟以预防血肿和瘀斑。

(2)局麻药中毒反应或椎管内麻醉:一旦发生,应立即停止注药,必要时给予支持治疗。

(3)气胸:一旦发生气胸,积气量少时一般予以观察处理;如果是大量气胸、开放性气胸或者张力性气胸,往往需要手术治疗,同时控制感染。

(4)声嘶、吞咽困难、吞咽异物感、膈肌麻痹:一旦发生

此类并发症,给予患者吸氧并评估其呼吸功能,必要时给予呼吸支持。

第四节 神经丛阻滞

神经丛阻滞是指将局部麻醉药注射到神经根或神经丛旁,以暂时阻断该神经的传导,从而使神经支配的区域产生麻醉作用。

▶ 一、颈丛神经阻滞

1. 解剖

颈神经丛是由第1~4颈神经的前支组成,位于胸锁乳突肌的深面,中斜角肌和肩胛提肌起始端的前方。颈丛分为浅丛和深丛:颈浅丛(图3-8)自胸锁乳突肌的后缘浅出,主要分支有耳大神经、枕小神经、颈横神经和锁骨上神经,支配头部、颈部和肩部区域;颈深丛发出膈神经,该神

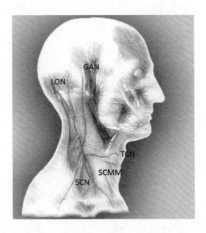

图3-8 颈浅丛神经的主要分支

SCMM. 胸锁乳突肌;GAN. 耳大神经;LON. 枕小神经;TCN. 颈横神经;SCN. 锁骨上神经

经主要支配颈部肌群与膈肌。

2. 临床应用

颈浅丛神经阻滞可用于各种头颈部外科手术,例如锁骨上颈部的浅表手术,以提供充分的麻醉和镇痛作用。但是位于颈部比较深层的手术,例如甲状腺手术、颈动脉内膜剥脱术等,则需行颈深丛神经阻滞。需要注意的是:由于颈部还受后四对脑神经的支配,所以对于一些颈部手术单纯行颈丛神经阻滞效果并不完善,可用辅助药物以减轻疼痛。

3. 颈浅丛神经阻滞的操作

在没有超声引导和指示时,我们可以选择颈浅丛的体表定位进行颈浅丛神经阻滞。如图3-9所示,传统的颈浅丛神经阻滞要求患者仰卧,头转向对侧,将乳突与第6颈椎横突作一连线,在连线的中点处进行穿刺。由于颈浅丛的分支从胸锁乳突肌的后缘浅出,可使用扇形注射技术,在进针点上、下各2~3 cm的范围内注射总共10~15 mL局部麻醉药(每次定向注射3~5 mL),目的是阻断颈浅丛的4个主要分支。

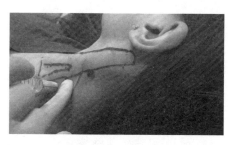

图3-9 依据体表定位行颈浅丛神经阻滞

随着超声技术的普及，颈丛神经阻滞可以在超声引导下更安全、更准确地进行。超声可以轻松识别各种重要的标志物，包括肌肉、颈椎、大血管、神经和颈筋膜。所以了解颈筋膜的详细结构对于成功的颈丛神经阻滞是必不可少的，因为某些颈筋膜在局部麻醉药的扩散中具有重要作用。我们一般选择 8～18 MHz 的线阵超声探头，放置在颈部外侧，在甲状软骨水平的胸锁乳突肌后方进行扫描。在第 4 或第 5 颈椎水平，可以看到胸锁乳突肌深面的颈浅丛。颈浅丛表现为一个个小的低回声结节的集合，外观形似蜂窝，位于覆盖着肌间沟的椎前筋膜的表面。使用平面内或平面外进针法，穿过皮肤、颈阔肌和颈深筋膜，针尖靠近神经丛，回抽确认无血后，注入大约 5～10 mL 的局部麻醉药包裹神经丛即可（图 3-10）。

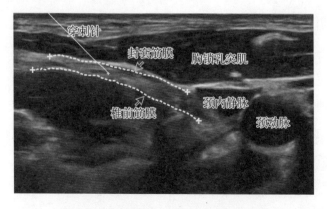

图 3-10　超声图像下的颈浅丛神经阻滞

4. 注意事项

颈浅丛神经阻滞存在一定的禁忌证,包括:原发性甲亢、颈部巨大肿块且有气管压迫、气管移位者、呼吸道难以保持通畅或颈椎病伴呼吸功能不全者。此外,精神极度紧张不合作者、小儿及年龄过大者(75 岁以上)也不宜选用颈浅丛神经阻滞。

▶ 二、臂丛神经阻滞

1. 解剖

臂丛由第 5~8 颈神经前支和第 1 胸神经前支大部分组成。经斜角肌间隙穿出,行于锁骨下动脉后上方,经锁骨后方进入腋窝。臂丛的神经纤维先合成上、中、下三干,由三干分支包绕腋动脉形成内侧束、外侧束和后束,由三束发出分支主要分布于上肢和部分胸、背浅层肌。

在上臂部分,臂丛的三束分别从内、外、后三面包围腋动脉,并形成 4 个分支:分别是正中神经(腋动脉上外侧)、尺神经(腋动脉上内侧)、桡神经(腋动脉后外侧或内侧)和肌皮神经(肱二头肌与喙肱肌之间的筋膜)。

2. 临床应用

腋路臂丛神经阻滞在临床最为常用,适用于肘部及肘部以下的外科手术以及这些部位的急性疼痛治疗。但是,如果手术或者镇痛范围涉及前臂掌桡侧时,建议增加肌皮神经阻滞。臂丛神经阻滞操作相对简单,并发症发生风险较低。

3. 腋路臂丛神经阻滞的操作

患者上肢外展 90°，暴露腋窝。在胸大肌的肱骨附着点触摸胸大肌，选择 7～13 MHz 高频探头，将探头放在临近该点的远端，垂直于上臂的长轴。开始扫描时应该让超声探头部分覆盖肱二头肌和肱三头肌。探头在皮下 1～3 cm 处辨认腋动脉，沿腋动脉向远端移动，找到如图 3-11 所示的动脉、神经解剖层次非常明显的超声影像图，可以看到高回声的正中神经、尺神经和桡神经，并在肱二头肌和喙肱肌之间寻找肌皮神经。选择平面内从头侧向腋动脉后方进针。

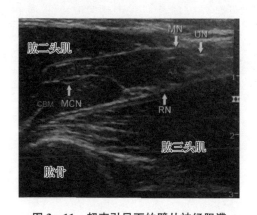

图 3-11　超声引导下的臂丛神经阻滞

AA. 腋动脉；MCN. 肌皮神经；MN. 正中神经；
UN. 尺神经；RN. 桡神经

由于肌肉组织附近的神经血管束内神经和血管是在一起，腋窝出进针后需要先用小剂量局麻药进行液体分离神经血管组织，该操作就是在连续进针的过程中注射 0.5 mL 左右的液体,使针尖所在平面的组织分离开。局麻药首先应先注射到腋动脉的下方,以免所关注的组织结构被推到深部。对于成人患者,20～25 mL 的局麻药足以完成成功的臂丛神经阻滞,关键在于动脉周围局麻药物的完全包绕成功的。要达到这样的阻滞效果通常需要进行两点或三点注射,同时须另外注射以阻滞肌皮神经。在推注局麻药物的过程中需要经常回抽确认无血并缓慢推注,以降低血管内注射的风险。

4. 注意事项

对于一些存在穿刺部位感染、局麻药物过敏、严重的肺疾患、对侧膈神经/膈肌损伤、对侧喉返神经损伤、服用抗凝药或伴有出血性疾病以及存在对侧气胸的患者,一般不能实施臂丛神经阻滞。

第五节　硬膜外阻滞

将局麻药注入硬脊膜外腔,阻滞脊神经根部,使其支配区域产生暂时性麻痹,称为硬膜外阻滞。硬膜外麻醉镇痛是镇痛技术中的金标准,但同时也是风险较高的一项技术。

▶ 一、解剖

椎管内有脊髓和包裹脊髓的 3 层被膜:软脊膜、蛛网膜和硬脊膜(图 3 - 12),软脊膜和蛛网膜之间的腔隙为蛛网膜下腔。蛛网膜紧贴硬脊膜,而硬脊膜和椎管内壁之间,也就是黄韧带下方,有一个潜在的腔隙,称为硬膜外腔(图 3 - 13)。硬膜外腔上端起于枕骨大孔,不通颅腔,下端止于骶裂孔。

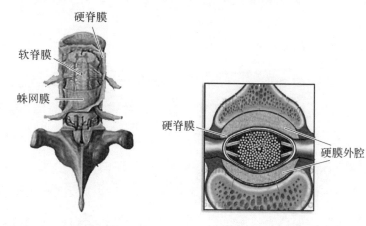

图 3 - 12 脊髓的被膜

图 3 - 13 硬膜外腔示意图

▶ 二、硬膜外阻滞时的脊神经体表定位

脊神经体表定位的临床意义在于明确产生疼痛的神经,确定硬膜外腔神经阻滞的穿刺点和阻滞范围,进而可以对某些疼痛进行鉴别诊断和诊断性治疗。经典的体表定位方法有:两乳头连线通常对应 T4 脊神经,胸骨柄下缘通常对应 T6 脊神经,胸骨下缘和肚脐连线中点通常对应 T8 脊神经,肚脐通常对应 T10 脊神经,两髂嵴连线通常对应 T12 脊神经。

▶ 三、硬膜外阻滞的适应证

脊神经分布区域产生的疼痛，如椎间盘突出、带状疱疹后神经痛、癌性疼痛、肌筋膜疼痛综合征、雷诺综合征、术后疼痛等均是硬膜外阻滞的适应证。

▶ 四、硬膜外阻滞的操作

穿刺前须准备以下物品：硬膜外穿刺包、局部麻醉药、神经阻滞治疗药、急救药品和器具。并对患者进行监测，包括常规监测、开放静脉通路、知晓病史、复习检查项目、签署知情同意书、全面评估患者状态，特别要评估血常规、血小板数量和凝血功能指标，了解患者有无口服抗血小板药和抗凝药的病史。如遇有口服抗血小板药和抗凝药、凝血时间国际标准值对照值明显延长者，则不宜进行硬膜外阻滞。

1. 穿刺体位

根据所需的阻滞部位，选择合适的体位与穿刺点。常采用侧卧位，双膝弯曲并向上蜷曲在腹部或胸部，形成"胎儿位"（图 3 - 14）。

2. 穿刺方法

可采用直入、侧入等不同方法，根据穿刺部位的解剖结构选择合适的进针角度。腰椎和胸椎垂直进针，下胸椎锥体呈叠瓦状，须斜向进针。在逐层穿刺过程中，当突破黄韧带

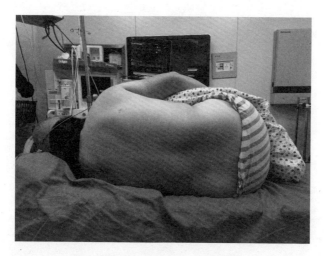

图 3-14 硬膜外阻滞时的侧卧体位

后，硬膜外腔的负压会使阻力消失。注射盐水时阻力消失是硬膜外腔穿刺最常用的确认方法，还可用毛细管负压法、悬滴法来辅助判断。确定到达硬膜外腔后，测量皮肤到硬膜外腔的距离，确定导管需要进入穿刺针内的长度，固定穿刺针，缓慢置入导管，置管 3~4 cm，回抽确认无血液和脑脊液后，再注入生理盐水 2 mL 检查导管是否通畅。

3. 注意事项和并发症

椎管内穿刺是一项风险较高的技术，穿刺不慎轻则失败、重则影响损伤脊髓功能，需要由经验丰富的麻醉医生进行操作，切不可盲目进行。操作过程中应严格遵循无菌原则，避免损伤，及时观察患者反应，发现问题及时处理。

第四章
微创介入治疗

第一节　触发点疗法

当前，随着我国改革开放的不断深入，国际海路交流逐年增加，相应地，船员的远洋航行也日益频繁。舰船远航时经常需要跨越不同的区域，面对紧张的工作压力以及时差、气候的骤然改变，这些因素都容易导致舰船工作人员的身体处于应激状态。如果没有得到及时的调整和恢复，久而久之可能会出现颈、肩、腰、腿部疼痛等一系列不适症状。然而，舰船工作人员对于这些常见部位的疼痛往往不是特别重视。他们通常都是在局部疼痛症状加重时才会寻求治疗，而一旦疼痛症状有所缓解就停止治疗。这种做法往往导致疼痛症状的反复出现。

我们通过大量的随访和调研发现，这种基于局部疼痛症状的短期医疗行为，并不能完全解决远航舰船工作人员的颈、肩、腰、腿部软组织的疼痛问题。而且很大一部分疼痛原因与这些部位的肌筋膜触发点密切相关。

本章我们将有针对性地学习肌筋膜触发点的相关知识,旨在为远航舰船工作人员常见软组织疼痛的防治提供理论基础和实践指导。通过学习,希望读者能了解并掌握相关技能,以便于在长航途中通过自行或相互治疗来防治软组织疼痛。这种早期、积极的干预策略,有利于防止急性疼痛转变为慢性疼痛。

▶ 一、基本概念

1. 软组织疼痛

软组织疼痛主要是由肌肉、韧带、筋膜、肌腱、滑膜等人体软组织受到伤害而引起的疼痛,这类疼痛多因急性或慢性劳损后引起的软组织无菌性炎症、纤维组织增生,以及炎性组织粘连、变形和挛缩而产生。另外,寒冷、潮湿环境以及疼痛引起的肌肉痉挛也会进一步加剧这类软组织疼痛。目前,临床上针对软组织疼痛的治疗可以采取多种方式,如制动、理疗、按摩、口服镇痛药物、神经阻滞等,这些方法在一定程度上可以缓解软组织疼痛。

2. 肌筋膜触发点

筋膜是能够从机体解剖中分离出来的纤维结缔组织,它们围绕或深入机体的各种结构,分散并传导机体内力。筋膜主要分为浅筋膜、深筋膜和肌筋膜三类。肌筋膜(图4-1),包括肌外膜、肌束膜、肌内膜,在生物力学和运动生理中均发挥着关键效应。

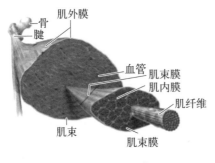

图 4-1 肌筋膜

肌 筋 膜 触 发 点（myofascial trigger points），简称触发点，是指肌肉受到急性或慢性损伤后出现的一个或多个可触及的疼痛结节或紧绷的肌纤维痉挛带。需要注意的是，触发点并不直接位于肌筋膜上，而是在肌肉纤维中。然而，由于触发点会累及肌筋膜，造成肌筋膜挛缩和炎症，因此临床上习惯使用"肌筋膜触发点"这个术语。触发点的概念对于理解和治疗软组织疼痛非常重要，因为后面我们所要讲的防治都是以触发点为基础展开的。

最早提出触发点概念的是美国医生 Janet Travell，她总结了 30 多年的临床疼痛治疗经验，发现大多数的肌肉疼痛都是由触发点造成的。在这个基础上，她运用触发点理论，通过简单的方法成功缓解了时任美国总统肯尼迪的腰背部肌肉疼痛。这位被肯尼迪总统誉为"医学天才"的女性，引领了触发点理论的开创性研究。此外，美国生理学家 David Simons 对触发点进行了大量深入研究，总结得最为透彻。我国台湾地区的洪章仁教授对触发点也进行了广泛研究，他带领的团队在动物实验模型中所做的开创性研究，为探索触发点的机理做出了重要贡献。

3. 肌筋膜疼痛综合征

肌筋膜疼痛综合征(myofascial pain syndrome，MPS)，是由于潜在触发点被活化所产生的一种局限性或牵涉性疼痛，并伴随运动功能障碍。肌筋膜疼痛综合征(MPS)可以单独发病，也可以与其他疾病伴发。流行病学调查发现：肌筋膜疼痛综合征好发于生活节奏快、心理压力较大的中青年人群，其中颈、肩及腰腿部是最常见的疼痛部位。当牵涉内脏筋膜时，患者还有可能出现内脏相应部位的疼痛，如腹痛、胸痛等。

▶ 二、常见软组织疼痛的牵张疗法

软组织疼痛的主要诱因包括风寒、潮湿侵袭，劳损及创伤等。这些诱因通常相互影响，最终导致组织循环障碍、缺血缺氧，进而引发疼痛和功能受限。对于舰船工作人员来说，其频繁、持续、紧张的长远航任务，高盐、高湿、高噪声、狭窄的工作生活环境，这些都是形成颈、肩、腰背部软组织疼痛的高危因素。如果急性期疼痛没有得到彻底的治疗，或者反复受到劳损、风寒等不良刺激，疼痛容易转为慢性。而迁延不愈的慢性疼痛会引发患者的焦虑、抑郁等心理问题，成为加重疼痛的潜在性因素。因此，患者出现持续性疼痛并不单纯是心理性的，往往是躯体疾病激发和持续存在的结果。一旦进展为肌筋膜疼痛综合征，将会严重影响舰船工作人员的战斗力。因此，对软组织疼痛应尽早在急性期进行治疗，避免其发展为慢性疼痛。针对发病机制精准处置是治疗软组织疼痛的核心，更是预防其进展为肌筋膜疼痛综合征的关键。最常见的防治措施就是针对受累肌肉的牵张。

1. 颈部软组织疼痛常见的肌肉牵张手法

(1) 颈前部肌群牵张手法（图 4-2）。

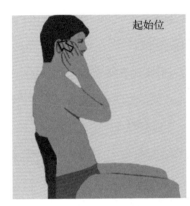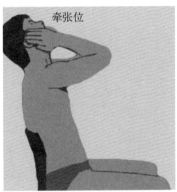

图 4-2 颈前部肌群牵张手法

(2) 颈后部肌群牵张手法（图 4-3）。

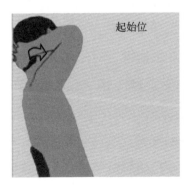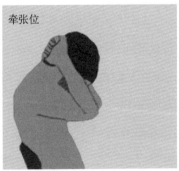

图 4-3 颈后部肌群牵张手法

（3）枕后肌群牵张手法（图4-4）。

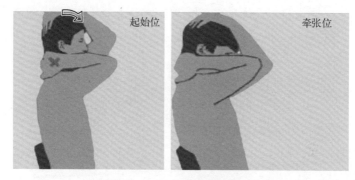

图 4-4 枕后肌群牵张手法

（4）颈后外侧肌群牵张手法（图4-5）。

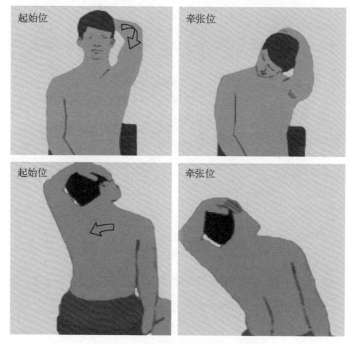

图 4-5 颈后外侧肌群牵张手法

2. 肩部软组织疼痛常见的肌肉牵张手法

肩部软组织疼痛常见的受累肌肉以及不同方向的肌肉牵张手法,以斜方肌、菱形肌牵张手法为例(图 4 - 6、图 4 - 7)。

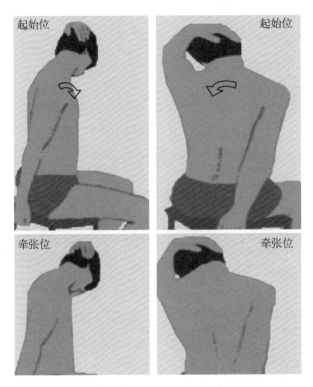

图 4 - 6　斜方肌牵张手法

3. 腰部软组织疼痛常见的肌肉牵张手法

腰部软组织疼痛常见的受累肌肉以及不同方向的肌肉牵张手法,以髂腰肌、臀部肌群牵张手法为例(图 4 - 8,图 4 - 9)。

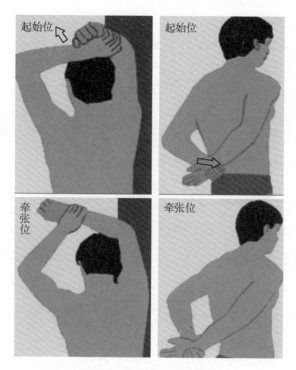

图 4‑7　菱形肌牵张手法

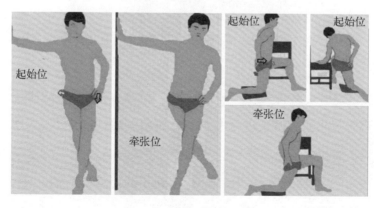

图 4‑8　髂腰肌牵张手法

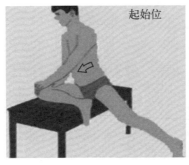 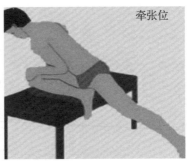

图 4‑9　臀部肌群牵张手法

俗话说"筋长一寸，寿延十年"，可见牵张的重要性。肌肉牵张锻炼是防治肌筋膜疼痛综合征的基础，同时还可以结合推拿手法、针刺和中医药治疗等。与此同时，改善生活方式和工作习惯，保证适当和适量的运动，避免焦虑、抑郁等负面情绪，都是预防软组织疼痛再次发作的有效手段。

第二节　浮　针　疗　法

浮针疗法是指使用一次性浮针等针具在引起病痛的患肌周围或邻近四肢进行的皮下针刺法。通过在皮下大面积持久牵拉皮下组织，松解相应肌肉，促进血液循环，改善新陈代谢，从而激发人体自愈能力，达到不药而愈的目的。该疗法主要作用的部位是肌肉，尤其适用于肌肉功能性病变及与其相关的病痛。

浮针疗法是基于基础医学的现代针灸。1996年,符仲华博士在第一军医大学执教时开始使用皮下水平针刺治疗网球肘,效果显著,开启了浮针疗法的新纪元。随着浮针技术的不断优化与发展,2007年,浮针疗法被列入了国家中医药管理局推广的基层中医药适宜技术项目。2012年,浮针疗法被纳入高等中医药院校教材。随着《浮针医学纲要》(2016)以及《浮针疗法技术操作规范》(2019)等专业书籍的不断涌现,进一步规范和完善了浮针医学体系。2022年11月,浮针疗法正式成为第一批全国卫生健康技术推广传承应用项目。

▶ 一、基本概念

1. 患肌

患肌是指目标肌肉处于放松状态时,通过触诊检查出现病理性紧、僵、硬、滑的状态。

2. 第二现场

"第二现场"源自警察办案时的常用名词,它指的是患者出现症状或者主诉所在的位置,并非真正的病变部位。明明真正的"案发现场"是患肌,但是疼痛表现却可能位于肌肉附着点等位置,即"第二现场"。因此,我们不能想当然地把患者的主诉或者痛点当作患肌,这两者并非同一概念。

在通过触诊确定患肌后,就要选择合适的进针点。浮针疗法认为,只要针刺的方向始终朝向患肌,那么在患肌周围的任何位置进针都是可以的(图4-10)。这与传统针灸有明显的差异。传统针灸强调痛点,即针刺部位是已经发生病理改变的地方;而浮针针刺的部位则是在健康部位,与前者截然不同。此外,传统针灸强调垂直进针,深入肌肉层,并追求"得气"的感觉,而浮针疗法则主要作用于皮下组织。

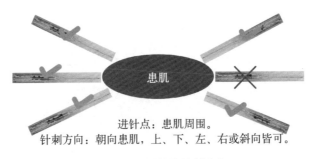

进针点:患肌周围。

针刺方向:朝向患肌,上、下、左、右或斜向皆可。

图4-10 浮针的针刺方向

▶ 二、操作方法

1. 基本操作

浮针进针主要遵循以下口诀:"毛点面向上,往后拉进膛。中指托在下,食指扣于旁。拇指压在上,前压推成墙"。浮针进针的部位确保在皮下,不能过浅或过深。当医生在提拉浮针的过程中有突然轻松的感觉,或观察到针尖在皮下形成隆起,即提示进针成功。在治疗过程中,浮针始终作用于皮下组织,整个针体宛如浮在肌肉上,所以命名为"浮针疗法"。

2. 扫散

进针完成后,需要进行扫散操作,扫散动作是浮针疗法的鲜明特色,是指运针完毕到抽出针芯前针身左右摇摆的系列动作。具体操作方法为:用右手拇指内侧指甲缘和中指夹持针芯座,食指和无名指分居中指两侧。拇指尖固定在皮肤上作为支点,食指和无名指则一前一后作跷跷板样扇形扫散。扫散动作要做到大幅度、平稳且有节律,一个进针点扫散时间约为两分钟,次数约为200次。

3. 再灌注活动

再灌注活动是浮针疗法的一个重要补充。浮针扫散的作用主要是使紧张的肌肉得以松弛,而再灌注活动的作用主要是让血液快速进入缺血部位。在再灌注活动中,通过收缩以及舒张患肌,使得肌肉的血流速度较平常大幅度增加,流经范围扩大,有利于患肌的修复。

再灌注活动的操作要求主要有以下5点:

(1)幅度要大,当确定患肌后,要根据患肌的解剖功能活动,引导患者做到最大幅度或者最大强度的肌肉收缩。

(2)速度要慢,最好模仿慢镜头动作。确保每个动作的最大幅度、最大强度和放松时都要有1~3秒的停顿,完成一个再灌注活动的时间建议在10秒左右。

(3)次数要适中,同一组再灌注动作不宜超过3次。

(4)间隔要充分,两次再灌注的间隔时间应不少于半小时,以确保相关肌肉得到充分休息,避免造成医源性疼痛。

（5）调整变化,对于顽固性的疼痛,不能局限于一个动作,应根据实际情况针对性地调整变化。

▶ 三、临床应用

浮针疗法适用于以下三类疾病:

（1）肌肉前病痛:常见的有强直性脊柱炎、类风湿关节炎、哮喘、痛风、面瘫、肩周炎等。

（2）肌肉病痛:常见的有颈椎病、网球肘、腰突症、踝关节扭伤、慢性膝关节疼痛、痛经、失眠、抑郁等。

（3）肌肉后病痛:常见的有眩晕、心慌、胸闷、乳腺增生、糖尿病足、股骨头缺血性坏死等。

第五章
其他疼痛治疗方法

第一节 中医治疗

疼痛的治疗是医学界一直关注但从未能彻底解决的问题，无论是原发疼痛还是其他疾病引起的疼痛，就疼痛本身而言，都对人体生命健康和生活质量产生很大影响。中医对疼痛的认识和诊疗历史悠久，有其独特的理论体系和丰富的治疗方法。中医学的整体观念和综合治疗在疼痛诊疗方面具有一定优势，在当今疼痛的诊疗工作中发挥着重要作用。

▶ 一、中医对疼痛的理解

1. 不通则痛

各种病因所致人体的气血运行障碍、阻滞不通而产生疼痛，中医也称实证疼痛。祖国医学认为，人体经脉气血流畅，则周身相安；若气行不畅，血运不调，气血阻滞不通，则出现疼痛。主要原因如下：

（1）疼痛最常见的原因是外伤、扭伤、骨折、软组织损伤等引起，此外如痛经、冠心病、心绞痛等，也与瘀血有关。

（2）情志的异常变化，尤其是大怒可直接引起人体气机升降失常，气血运行障碍则导致疼痛，如肝气犯胃的胃痛、肝火上炎的头痛、目赤肿痛，以及肝气郁结的乳房胀痛、两胁疼痛。

（3）饮食不节、食积内停，阻于中焦，可引起气机阻滞而痛，如胃脘胀痛、腹痛。

（4）湿热毒邪阻滞，导致气血不和而痛，如急性胆囊炎、急性胰腺炎等引起的疼痛，以及痛风疼痛、风湿热关节痛等。

2. 不荣则痛

由于脏腑经络孔窍失于营养滋润导致的疼痛，称虚证疼痛。中医认为：人体气血阴阳充足，滋润温养脏腑经脉，可维持其正常的生理功能。若气血阴阳不足，不能发挥其应有的功能，可因虚致痛。如气虚则血脉不能充养于上，而致头痛头晕；气虚下陷，则诸脏腑失其升举之力，可见腹部坠痛等。

3. 虚证疼痛与实证疼痛的鉴别

从程度上来讲，实证疼痛剧烈，虚证多为隐痛；从病程上来说，急性疼痛实证居多，慢性疼痛虚证多见。如肾虚导致的腰痛，往往是绵绵作痛、腰酸腰痛，血虚头痛往往头空痛、隐隐作痛。从按压上来讲,慢性疼痛喜按压,急性疼痛抗拒按压。

▶ 二、中医治疗疼痛的方法

疼痛有原发性和继发性之分,原发性疼痛,如各种外伤引起的扭伤、挫伤、骨折、烧伤等;继发性疼痛是指继发于某些疾病,如肿瘤、心脏病等。疼痛按性质之分有刺痛、胀痛、冷痛、烧灼痛、钝痛等,其中刺痛与瘀血相关、胀痛与气滞有关、冷痛与寒邪相关、灼痛与热邪相关等。所以在治疗上,中医治病求本,一般通过治疗病因来减轻疼痛。

(一)药物治疗

1. 中药内服

这是中医治疗疼痛的传统方法。对于实证疼痛,即不通则痛。根据疼痛产生的原因和性质,是血瘀、寒凝、气滞,还是湿热毒邪,需具体辨证论治。如果是血瘀就需活血祛瘀止痛,寒凝则需散寒止痛,湿毒则祛湿解毒,气滞则行气止痛。常见的中成药有:活血止痛胶囊、大活络丹、小活络丹、三七止痛片、元胡止痛片、云南白药、血府逐瘀口服液、复方丹参滴丸等,一般都针对瘀血导致的外伤性疼痛、风湿痹症、心前区疼痛、痛经等。

对于虚证疼痛,即不荣则痛。常用的药物往往以补虚固本为主,补人体的气血阴阳之本,从而达到治疗疼痛的目的。

例如,治疗虚寒胃痛的小建中汤,治疗肾虚腰痛的六味地黄丸,治疗肾虚关节痛的仙灵骨葆胶囊,治疗血虚痛经的四物汤、复方阿胶浆等。

总体而言,在疼痛内服中药时,首先要辨虚实,再根据疼痛的性质辨类型,然后用药,并不是所有疼痛的治疗方法都是一样的,这就是中医的辨证论治。

2. 中药外治

中药外治具有起效迅速、给药方便、疗效确切、携带便利的优势,易被大众接受,在疼痛治疗中具有广阔的发展前景。中药的外治法包括:外用膏药、药物浸泡、药袋热熨、穴位贴敷等。

(1)外用膏药:对于治疗关节炎、软组织损伤、腱鞘炎、腰椎间盘突出、神经痛、骨质增生、腹腔疾病、癌症等各种疾病引起的疼痛均有较好的作用。常见的药物如云南白药制成酊剂、喷雾剂及膏药,复方南星止痛贴、消痛贴、狗皮膏、活络油、红花油等中药制剂,以外用的方式直接作用于风湿性关节炎、扭伤、骨折、软组织损伤等引起的关节肌肉疼痛,具有活血化瘀、消肿止痛等作用,且未见不良反应,使用方法简便,患者乐于接受。

(2)中药泡洗:中药泡洗选择滋补肝肾、活血化瘀、疏经通络的中药。可采用如下泡洗方:桃仁18克、红花15克、透骨草30克、威灵仙30克、狗脊15克、伸筋草30克、鸡血藤

30 克、艾叶 30 克。以上中药煎煮成药液,置于容器,待温度适合时,将相应部位泡在药液中熏洗,从而达到治疗疼痛的目的。该方法主要适用于肘关节、踝关节、膝关节等的各种急慢性疼痛,如网球肘、骨折术后、腱鞘炎、关节炎等所致疼痛,亦可用于下肢动脉闭塞所致的腿疼。每次浸泡 15～30 分钟,不宜时间太长,温度以 38～43°为宜,不超出 45°,每日 1 次,10 天为一个疗程。

(3)药袋热熨法:小茴香 30 克、干姜 30 克、延胡索 30 克、当归 30 克、川芎 30 克、肉桂 30 克、五灵脂 30 克,用棉布袋装好,隔水蒸热或微波炉加热后热熨疼痛处。常用于治疗寒性的胃痛、痛经,以及颈肩寒性疼痛、风湿性关节炎属寒湿者等,每天热熨 1～2 次,每次 30 分钟,能散寒止痛。

(4)穴位贴敷法:肉桂 15 克、炮姜 15 克、吴茱萸 15 克、茴香 15 克,共研成细末,用米醋或黄酒调成糊状,取适量敷于脐部,用纱布或者穴位贴覆盖。小腹泛凉者可用熨烫热贴敷贴。每天换药 1 次,连用 3～8 天,具有很好的温经散寒止痛的作用,对于寒性腹痛、腹泻、痛经等效果显著。

(二)非药物疗法——中医适宜技术

1. 推拿

中医推拿历史悠久,推拿是通过医生的手法作用于人体体表的特定部位,以调节机体的生理、病理状况,达到治疗效果。

（1）推拿的作用机理有：① 改善和加强局部的血液循环，可促进肿胀的吸收，对于组织的修复有帮助。② 有一定松解粘连的作用。如对于有压痛点的位置，配合手法推拿，可以帮助松解粘连，缓解痉挛。对于有压迫刺激神经末梢、压迫血管症状者，按摩可以改善局部的血运循环。

（2）推拿的基本手法包括：按法、摩法、推法、揉法、捏法、滚法、擦法和拔伸法。

（3）推拿的适应证：肩、背、腰、膝等部位的肌肉疼痛，急慢性风湿性关节炎，急慢性腰肌劳损，腰椎间盘突出症，坐骨神经痛，腰背神经痛，四肢关节痛，肩周炎以及落枕等。

2. 拔罐

拔罐是以罐为工具，用燃火、抽气等方法产生负压，使罐体紧密吸附于体表。这种负压作用及温热作用能促使体表腠理毛孔开泄，从而将侵袭人体表浅部位的风、寒、湿、热等邪气直接排出体外。同时拔罐还能借助于腧穴和经络，刺激腧穴气血运行，促进经脉气血流通，使郁结于经脉的"气滞、血瘀、热毒"随气血的畅达而消散，起到"疏通经脉、行气活血、消肿止痛"等功效。此外，拔罐还能激发精气，调理气血，达到增强和调节人体免疫力的作用。拔罐法具有通经活络、行气活血、消肿止痛、祛风散寒等作用。拔罐的部位一般根据疼痛位置选择，通常建议隔日 1 次，7 天为一个疗程。然而，对于由癌症所致的疼痛及皮肤病的患者，不推荐使用此方法。

拔罐的适应证：绝大多数的疼痛，如腹痛、胃脘痛、腰背痛、关节痛、痛经、头痛等。

3. 针灸治疗

针灸治疗主要包括针刺与艾灸两种方法。

（1）针灸止痛起效迅速、疗效确切，它通过疏通经络，使淤阻的经络通畅，从而恢复其正常的生理作用，这是针灸最基本、最直接的治疗作用。由于经络"内属于脏腑，外络于肢节"，经络不通时，气血运行受阻，临床表现为疼痛、麻木、肿胀、瘀斑等症状。对于针灸镇痛机制的研究很多，一般认为针刺时，针刺信息和疼痛信息经传入神经进入脊髓，通过一定的神经传导途径和痛觉调制系统的加工整合，使伤害性疼痛刺激引起的感觉和反应受到抑制，从而产生镇痛效应。其中针刺止痛的应用范围很广，临床上大多数疼痛都可配合使用。

（2）艾灸止痛则是借助艾条的药力及燃烧的温热作用，达到温通经络、行气活血、散寒除湿、消肿散结的目的，从而产生显著的止痛效果。主要适用于由寒、湿、瘀引起的各种疼痛，如风湿性骨痛、关节痛、颈肩腰腿痛、各种劳损性疼痛、虚寒性胃痛、腹痛、痛经等。针灸治疗疼痛常用的穴位有阿是穴（即疼痛点）、中脘、足三里、内关、公孙、太冲、合谷、委中、后溪、曲池等。

总之，中医治疗疼痛，一般采用综合的治疗方法。临床根据疼痛的性质和原因,在选用不同外治法的基础上,配合口服药物使效果更佳,同时可结合中医适宜技术中的推拿、拔罐、针灸,以及中草药热敷等方法。在疾病早期,建议选用一到两种中医治疗方法;在中期,需配合多种治疗方法,包括服用西药、中药等综合手段,以达到更好的治疗目的。

第二节 心理治疗

传统观点认为,疼痛感觉是人体神经系统对机体遭受损伤或外界刺激的自然反应,但很多研究表明,疼痛感觉与刺激的强度并非完全对等的关系,还有很多其他因素影响个体的痛觉,如心理因素。这其中最主要的理论学说是"闸门学说",它是一种整合理论,试图把疼痛生物、医学和社会心理学方面的研究成果糅合在一个理论体系中。它提出,在脊髓后角存在一个痛觉闸门,粗纤维活动倾向于关闭此闸门,而细纤维活动则倾向于开放此闸门。大脑的下行传导对此闸门中的痛觉信号进行修正。

心理治疗是指以良好的医患关系为桥梁,运用临床心理学的技术与方法对患者的心理和行为问题进行矫治的过程。尤其是在不明原因的慢性疼痛患者中,心理治疗的效果十分显著。疼痛的心理治疗方法,主要包括如下。

▶ 一、支持性心理治疗

支持性心理治疗,包括自我支持及他人支持。自我支持是指在疼痛时自我暗示,例如患者自己口念或心里想:"一会儿就会不痛了",这往往会收到一定效果。特别在使用镇痛药物的同时,配合自我支持与暗示,能够大大加强镇痛药物的镇痛效果。语言、药物、手术,都可以对疼痛患者产生暗示效果。安慰剂的使用虽存在争议,但是对于严重的疼痛患者,临床仍可经常使用。人群中大约有35%的人受暗示作用较强,因而反应较好。

▶ 二、放松训练

放松训练通过呼吸、肌肉放松和视觉图像等方法来抵消身体的压力反应。

这里推荐大家一种快速放松法,首先"紧张腿部",即绷直大腿使所有的肌肉同时紧张,然后"紧张手臂",双手紧紧握住一个固定的杆子或者扶手,最后"释放紧张",呼气且缓慢地说"放——松——",闭上眼睛使肌肉随之放松。这种方法可以反复多做几次。

▶ 三、生物反馈

生物反馈包括监测患者对压力和疼痛的生理反应(如心

率加快、肌肉紧张），并指导其如何下调这些反应。例如，借助于皮温反馈升高手温，可以减轻或控制头痛发作，分散疼痛者的注意力等。

▶ 四、认知行为疗法

在这种疗法中，患者应学会重新构建关于疼痛适应不良的想法，改变无益行为，如孤立和不活动，并制定有益的行为应对策略。

▶ 五、基于正念的干预

正念为一种自我调节的注意力形式，基于正念的干预是通过提高对身体、呼吸和活动的意识，有助于将身体疼痛与情绪疼痛分开。其中，最为有效的方法是"身体扫描练习"，具体操作是由医生念出指导语，患者跟随医生的话术进行身体扫描，不断将自己的注意力转移到身体的不同部位，伴随着气息的调整，直至放下疼痛的觉知。

第六章
常见疼痛的治疗

第一节　偏头痛及紧张型头痛

头痛是临床上最常见的疾病与症状,据统计,约有90%的男性和95%的女性曾经历过头痛。头痛不仅给患者带来疼痛、失眠及不良情绪,还有可能导致免疫功能下降以及罹患高血压、冠心病等,严重影响人们的生活和工作。头痛的种类很多,本节主要介绍最常见的偏头痛与紧张型头痛。

▶ 一、偏头痛

1. 发病机制

偏头痛(migraine)是临床上常见的原发性头痛。据世界卫生组织(WHO)统计,全球约有13亿偏头痛患者,其中女性患者人数是男性的3倍。偏头痛多于青春期发病,常有遗传背景,给人们的生活带来极大困扰,WHO将其定义为最致残的慢性疾病之一。偏头痛的发病机制可能与血管及神经异常、大脑功能障碍、遗传因素、心理因素及内分泌因素等密切相关,具体发病机制目前仍不明确。

2. 临床表现

大约有 60% 的患者会出现单侧搏动性疼痛,也就是患者常说的"一跳一跳"的疼痛,活动时疼痛加重。疼痛部位以太阳穴、头额部及颞部为主,呈中度或重度疼痛。发作持续 4～72 小时,慢性偏头痛甚至可持续数天到数周。发作时,常伴有恶心呕吐、畏光或畏声等症状。而且很多患者在发作前都伴有先兆症状,如视觉异常(视物模糊、闪光性暗点或视物变形等)、感觉异常,出现面部和上肢的针刺感、麻木感,有的患者还可能出现言语障碍及运动障碍。

3. 诊断标准

根据是否存在先兆症状,偏头痛可以分为无先兆偏头痛和有先兆偏头痛。对于反复出现 5 次以上的中至重度头痛,发作持续 4～72 小时,疼痛呈单侧、搏动性、活动后加重(满足其中两项),并且出现畏光、畏声或恶心、呕吐其中一项伴随症状时,可诊断为无先兆偏头痛。如果出现上述症状,并且伴有反复发作的视觉异常或偏身感觉障碍时,应当怀疑为有先兆偏头痛。每月头痛天数大于 15 天并持续 3 个月以上,考虑诊断为慢性偏头痛。对于有偏头痛家族史,且症状在青春期或青春期前后出现的患者,将增加偏头痛的诊断证据。

4. 治疗

（1）去除诱因：避免过度疲劳和精神紧张,避免声音及强光的刺激,保持规律饮食、不暴饮暴食或长时间禁食,不喝咖啡或浓茶,不吃过于油腻和辛辣的食物,保持安静的环境,充分卧床休息。

（2）急性期治疗：偏头痛一般采用阶梯疗法,首选非甾体类抗炎药（NSAIDs）,如果 NSAIDs 类药物连续 3 次治疗失败,则改用曲普坦类药物（$5-HT_{1B/1D}$ 受体激动剂）。同时,曲普坦类药物可联合快速起效的 NSAIDs 类药物,以避免头痛反复发作,如果效果不佳可以考虑换另一种曲普坦类药物。但需要特别注意是,由于曲普坦类药物有血管收缩作用,对于既往有心梗、脑梗、冠心病、高血压及血管炎患者,则不能使用。对于曲普坦类药物治疗无效或有禁忌证的患者,则改用地坦类（$5-HT_{1F}$ 受体激动剂）或吉泮类药物（小分子降钙素基因相关肽）进行治疗。对于伴有恶心呕吐的患者,建议同时使用止吐药和促进胃动力药,包括甲氧氯普胺或多潘立酮,因为这类药物在治疗伴随症状的同时也有助于其他药物的吸收。神经阻滞对于偏头痛急性发作期有良好效果,若配合药物治疗往往能迅速缓解疼痛,常用的有星状神经节阻滞,眶上神经及枕大、枕小神经联合阻滞,以及颞浅动脉旁痛点注射等。

（3）预防性治疗：对于正规急性期治疗后,连续 3 个月每月偏头痛发作仍大于两次或头痛日大于 4 天的患者,应当考虑给予预防性治疗。最常使用的预防性药物为钙离子拮抗剂,其中盐酸氟桂利嗪的循证医学证据较多。其他预防性药物包括:β-受体阻滞剂、三环类抗抑郁药物、抗癫痫药、大剂量维生素 B2、镁剂、中药等。

▶ 二、紧张型头痛

紧张型头痛(tension-type headache,TTH)是头痛中最常见的类型,约占所有头痛的 78%,好发于中青年,男女比例相当,女性略多。该型头痛主要由颈部和头面部肌肉的持续性收缩引起,患者常感受到头部压迫感、沉重感或紧箍感。此外,患者往往合并睡眠障碍、社交障碍,甚至焦虑、抑郁等身心疾病。

1. 发病机制

TTH 的发病机制与肌肉收缩、血管运动调节异常及精神因素密切相关。长时间颈部及头面部肌肉收缩,会压迫肌肉内小动脉继发缺血,进而释放致痛物质,导致疼痛。有研究发现约 60% 的患者在血管扩张后疼痛减轻,而 40% 的患者反而会加重,那么血管是扩张好还是收缩好,还需要根据患者情况给予个体化研判与诊治。同时,在偏头痛的发病机制中精神因素也占有很重要的地位,74% 的患者情绪紧张焦虑,35% 的患者表现为抑郁。

2. 临床表现

TTH 患者通常呈轻至中度的双侧非搏动性疼痛,不随活动而加重,慢性起病,疼痛部位多位于顶、颞、额及枕部,呈重压发紧感或头部紧箍感,也就是患者常主诉头部十分压抑,许多患者常伴有精神紧张、抑郁或焦虑等症状。

3. 诊断

主要根据疼痛特征或病史,排除其他疾病后即可确诊紧张型头痛。其中,发作性紧张型头痛,头痛一般持续 30 分钟以上,甚至长达 7 天,头痛呈双侧非搏动性压迫感或紧箍感,活动后疼痛不加重,且伴有中度抑郁,无恶心呕吐且不存在畏光或声响恐怖等症状,头痛发作 10 次以上者,即可诊断为发作性 TTH。对于每月发作平均 15 日,持续 3 个月以上,则可诊断为慢性紧张型头痛。

4. 治疗

针对紧张型头痛应结合药物治疗、物理治疗、神经阻滞及心理治疗来进行综合性治疗。

(1)药物治疗:采用 NSAIDs 类药物(布洛芬或萘普生)、三环类抗抑郁药物(首选阿米替林)以及肌肉松弛药(如盐酸乙哌立松)。

(2)星状神经节阻滞:对于紧张型头痛也有较好的疗效。

(3)物理治疗:如按摩、经皮电刺激、热疗、中医治疗及针灸等,能有效松弛紧张的肌肉,疗效较为肯定。

(4)心理治疗:建议患者规律生活、适度运动,增强战胜疾病的信心,缓解焦虑情绪。

第二节 肩周炎及肱骨外上髁炎

这两个疾病都有"炎"字,顾名思义,即炎症,但更确切地说是无菌性炎症,它们具有自限性、自愈性。

▶ 一、肩关节周围炎

肩关节周围炎,简称肩周炎,又称五十肩、粘连性关节囊炎等,是一种影响肩周肌肉、肌腱、滑囊和关节囊等软组织的慢性炎症。以肩关节周围疼痛、各方向活动受限为其特点,尤其是外展、外旋和内旋后伸活动。

1. 病因

(1)肩部因素:多发生于 40 岁以上的中老年人,软组织退行性变、对各种外力的承受能力减弱是基本因素,长期过度活动、姿势不良等产生的慢性致伤力是主要的激发因素。如上肢外伤后,肩部固定过久,导致肩周组织继发萎缩粘连;肩部急性挫伤;牵拉伤后治疗不当等。

(2)肩外因素:主要是颈椎病,还有心、肺、胆道疾病引起的肩部牵涉痛。因原发病长期不愈,使肩部肌肉持续性痉挛缺血,进而形成炎性病灶,最终转变为肩周炎。

2. 临床表现

起初为阵发性疼痛,多数为慢性发作,随后疼痛可能逐渐加剧,表现为钝痛或刀割样痛。气候变化,劳累后或者偶然受到撞击,常使疼痛加重,且多表现为昼轻夜重。随着病情进展,肩关节多个方向的活动严重受限,渐渐丧失肩关节的主动运动和被动运动。导致梳头、解胸罩扣、穿衣、洗脸、叉腰等日常动作都难以完成,严重时同侧上臂和肘关节功能也受影响。除此之外,有些患者表现为患侧肩怕冷的症状,有时即使在暑天,肩部也不敢吹风,多数患者在肩关节周围多个部位都有压痛。

3. 体格检查

(1) Jobe 试验:手臂外展 90°,前屈 30°,拇指向下,检查者用力下压上肢,患者抵抗,若与对侧相比力量减弱或者无法完成,则提示肩袖病变或冈上肌肌腱病变。

(2) 吹号征:正常做吹号动作时,需要一定程度的肩关节外旋,如果主动外旋肌力丧失,需要外展肩关节以代偿,即为阳性,提示冈下肌、小圆肌损伤。

(3) 推背试验:将患者的手放在背后且向后离开身体,撤去外力后无法维持此位置而贴住躯干,则提示肩胛下肌损伤。

4. 影像学诊断

主要包括肌骨超声、磁共振、肩关节镜检查。在国外，很多医院的骨科、疼痛科医生更愿意选择肌骨超声作为肩部疾病的首要诊断工具，而选择做磁共振的相对较少，磁共振结果要明确是否有肩袖的撕裂，最常见的就是冈上肌肌腱的撕裂，同时可以用于鉴别是否有肩关节脱位。

5. 诊断

结合影像学检查、临床表现及查体结果，可明确诊断。

6. 治疗

尽管该病具有自愈性，然而及时进行合理干预，可显著减少患者痛苦，明显缩短病程。常用的治疗方法有：一般治疗，如口服镇痛药、外敷红花油、止痛膏等；物理治疗，如超声波、磁疗等；此外还有我国开展比较普遍的针刺治疗。还可以进行神经阻滞治疗、手法松解及手术治疗。

临床上常采用多种治疗方式相结合的策略，通过麻醉下手法松解后，结合关节腔内阻滞治疗，必要时加上肩周围肌肉的针刺治疗，往往能明显缩短患者的病程。

▶ 二、肱骨外上髁炎

肱骨外上髁炎又称网球肘，多见于 30～50 岁男性。

1. 病因

因急、慢性劳损造成肱骨外上髁处附着的前臂腕伸肌总腱的慢性损伤性肌筋膜炎，从而引起该部位的疼痛。

2. 临床表现

多数患者发病缓慢，自觉肘关节外上方在活动时疼痛，手握物无力。尤其在执行如扫地、拧毛巾、拧螺丝等动作时，疼痛会加剧。疼痛后期可向上臂或前臂外侧放射。肘关节活动通常不受限，于肱骨外上髁周围可触及一局限而敏感的压痛点。

3. 体格检查

可以通过腕伸肌紧张试验及前臂伸肌牵拉试验（Mills试验）进一步诊断：

（1）腕伸肌紧张试验：患者取坐位，医生一手握住患者肘部，屈肘 90°，前臂旋前位，掌心向下屈腕半握拳，另一只手于患者手背部施加阻力，嘱患者伸腕。若肱骨外上髁发生疼痛，则为阳性体征。

（2）Mills 试验：患者前臂稍弯曲，手半握拳，腕关节尽量屈曲，然后将前臂完全旋前，再将肘伸直。若外上髁出现疼痛，则为阳性。

4. 诊断

结合影像学检查、临床表现及查体，可明确诊断。

5. 治疗

治疗方法包括一般治疗，如休息、热疗、三角巾悬吊等；还可采用局部阻滞疗法进行痛点注射，以及针刀松解伸肌总腱附着点。对于症状严重的患者，可采用手术治疗。

第三节 腕管综合征和腱鞘炎

手指和手腕是我们日常生活与工作中使用极为频繁的部位，过度使用往往容易导致相应部位的疼痛，这大多数是由腕管和腱鞘的病变所引起。

▶ 一、腕管综合征

1. 定义

腕管是手腕部位由腕横韧带和腕骨组成的骨性纤维结构，其中有非常重要的一根神经——正中神经走行。

腕管综合征，又称为迟发性正中神经麻痹，是指正中神经通过腕管时受到嵌压引起的一系列神经症状。主要表现为拇指、食指或中指的疼痛、麻木，以及拇指肌力的减弱。

2. 病因

（1）由于慢性劳损、解剖异常、痛风等因素导致的腕管容量缩小。如平时我们常说的"鼠标手"，就是由于手腕长期保持一个姿势而造成的慢性劳损。

（2）外伤，如受伤后局部挤压变形引起腕管的狭窄。

3. 临床表现

早期的症状往往表现为腕部的不适、疼痛,随后出现1～3指及鱼际区的疼痛、麻木(图6-1)。疼痛的性质为刺痛或灼烧样疼痛,在手腕活动、劳累时可加重,而甩手或搓手可减轻疼痛。疼痛有时会放射到肘部及肩部。同时,还可能伴随拇指肌肉力量的减弱,导致手指捏握无力,精细动作受限。当压迫或叩击腕横韧带及背伸腕关节时,疼痛会加重。严重的患者会有鱼际肌萎缩。

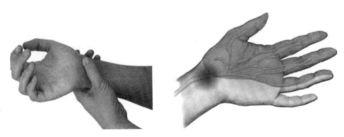

图6-1 腕管综合征临床表现

4. 诊断

首先要考虑患者是否有腕部劳损史或者外伤史,是否有1～3指的疼痛、麻木,拇指肌力减弱和感觉障碍。查体时,腕部Tinel征是否为阳性也是一个重要指标。

Tinel征阳性:叩击患者的正中神经时,患者感觉到放电样麻痛感或蚁行感,这种感觉会放射到拇指、食指和中指的远端。

此外,还可以给患者做一些辅助检查,如通过肌电图和B

超检查可能会获得一些比较有意义的发现。肌电图检查往往发现：腕管以下正中神经传导速度延迟或有失神经支配电位。B超检查往往发现：腕管段神经受压变扁，腕管压迫的近端神经肿胀，回声减低。在腕管综合征的诊断中，X线检查帮助不大，多数不会有阳性发现。

5. 鉴别诊断

诊断腕管综合征时，需要与神经根型颈椎病以及旋前圆肌综合征这两种疾病进行鉴别。

神经根型颈椎病以颈部症状为主，伴有上肢放射痛和多发的压痛点。手和前臂可有感觉障碍区，但腕部 Tinel 征为阴性。

旋前圆肌综合征则表现为肘部、前臂近端的疼痛，屈腕、前臂旋前时疼痛加重，并伴有前臂旋前无力和肘部压痛。肌电图检查可显示肘部以下正中神经传导速度减慢。

6. 治疗

（1）休息：患侧需制动 1～2 周，并可佩戴护腕。

（2）服用非甾体类抗炎药以缓解疼痛和炎症。

（3）辅助使用超短波、偏振光等物理治疗方法。

（4）如果上述治疗方法效果不佳，可以进行局部注射治疗。注射药物通常包括糖皮质激素、局麻药、神经营养药物等的混合药剂。

（5）如果神经压迫严重且上述治疗手段效果不佳，则建议进行手术治疗,以解除对正中神经的压迫。

▶ 二、腱鞘炎

1. 定义

腱鞘是包绕肌腱的鞘状结构,它的外层为纤维组织,内层为滑膜(图 6-2)。

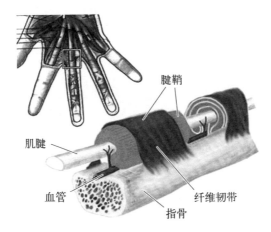

腱鞘

肌腱

血管

纤维韧带

指骨

图 6-2 腱鞘的解剖示意图

腱鞘炎是指关节附近的腱鞘内因长期劳损、摩擦等出现慢性损伤性炎症改变,局部出现疼痛和功能障碍。

临床上最常见的腱鞘炎是桡骨茎突狭窄性腱鞘炎和屈指肌腱腱鞘炎。

2. 临床表现

(1)桡骨茎突狭窄性腱鞘炎:主要症状是桡骨茎突处、

拇指周围的疼痛,拇指活动受限。查体时可发现桡骨茎突处有压痛、摩擦感,有时有豌豆大小的结节。如果让患者将拇指握在四指内,屈腕,疼痛会加重。当肿大的肌腱通过腱鞘这一相对狭窄的"隧道"时,拇指在屈伸时会发出响声,因此又被形象地称为"弹响指"。

(2)屈指肌腱腱鞘炎:多见于拇指、食指和中指。患者手指屈曲时有压痛、屈伸功能障碍,清晨醒来时特别明显,活动后症状减轻或消失。查体可在掌指关节触及增厚的腱鞘以及形状如豌豆大小的结节。弯曲患指时,手指会突然停留在半弯曲位,既不能伸直又不能屈曲,像被突然"卡"住一样,酸痛难忍,需要借助外力协助扳动,患指才能活动,产生像扳机样的动作及弹响,因此也被称为"扳机指"或"弹响指"(图6-3)。

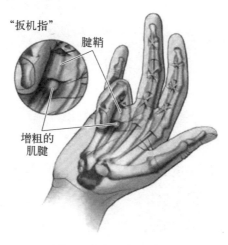

图6-3　扳机指示意图

3. 诊断

结合手部掌指关节或桡骨茎突部位逐渐发生的疼痛、肿胀、弹响、活动受限及压痛等症状，可以做出诊断。

4. 鉴别诊断

腱鞘炎需要与风湿或类风湿关节炎以及腱鞘囊肿进行鉴别。

风湿或类风湿关节炎除了手腕部的症状，往往还有其他部位的症状，大多呈对称性发病，同时还有实验室检查的一些特征性改变。

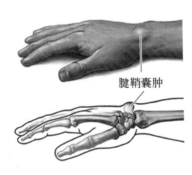

腱鞘囊肿

图 6 - 4 腱鞘囊肿示意图

腱鞘囊肿（图 6 - 4），多见于女性，以手腕背侧多发。多为圆形包块，表面光滑，很少有疼痛及活动受限，如果局部穿刺可抽出胶冻样囊液。

5. 治疗

（1）休息：患侧需制动 1～2 周，可佩戴护腕。

（2）服用非甾体类抗炎药。

（3）辅助使用超短波、偏振光等物理治疗方法。

（4）如果上述治疗方法效果不佳，可以进行局部注射治疗。注射包括糖皮质激素、局麻药、神经营养药物等的混合药剂。

（5）如果腱鞘严重狭窄且上述治疗手段效果不佳，可以使用小针刀和手术治疗，切开、松解腱鞘。

第四节　下　腰　痛

下腰痛通常发生在下肋骨边缘和臀部皱褶之间，腰痛时通常伴有单侧或双侧下肢相关的神经症状。狭义指第 4 腰椎至骶骨范围，广义还应包括第 2～3 腰椎及双侧骶髂关节和邻近组织。

下腰痛的发生率高达 69％～90％，几乎包括所有的年龄段，也是发生肢体功能障碍的首要原因，而且大部分病因属于不明确的非特异性下腰痛。

▶ 一、病因

（1）椎间盘：椎间盘是由纤维环和髓核组成的。其中纤维环外 1/3 受痛觉传入神经纤维支配，髓核中软骨细胞产生的磷脂酶 A2 具有促进炎症作用，导致膜损伤及组织水肿。

（2）骨性：骨折、骨质疏松等。

（3）神经根：一般是椎间盘的物理压迫或者神经根炎性病变。

（4）关节突关节：如各种大幅度扭腰、外力强力按压、摔跤等导致的关节紊乱。关节突关节是比较浅小的关节，损伤后痛觉纤维刺激明显。

（5）椎旁肌：可以说所有的腰痛都可以累及椎旁肌，通过机械压迫或者牵拉诱发导致。

（6）骶髂关节病变：通过触压髂后上棘、臀部、大腿或者腹股沟区来诱发，没有特异性、高敏性检查来明确病因，如患有先天性的关节融合、妊娠分娩导致的关节分离患者都是好发人群。

（7）其他：长期负重的人群导致脊柱相关韧带的增厚退变。

▶ 二、治疗

1. 非手术治疗

主要是通过改变生活方式来改善下腰痛。

（1）戒烟：慢性咳嗽导致椎间盘压力增高，妨碍脊髓脊神经根血液供应及椎间盘营养障碍、代谢产物降低。研究表明，尼古丁可抑制椎间盘细胞增殖和糖胺聚糖生物合成，导致椎间盘退行改变升高。

（2）控制体重：大部分的腰椎滑脱和退变手术都是由于体重超重对脊柱产生的负荷增加导致，尤其是绝经期后的女性体重超重者多见。

（3）合理锻炼：通过锻炼来增加腰背肌力量和良好的柔

韧性,预防和延迟下腰痛的出现,注意在生活中杜绝错误的搬东西姿势。

(4)急性期局部制动,促进肌肉修复和缓解疼痛。

(5)热疗、电疗、激光、冷疗等可止痛,活血化瘀,消除肌肉疲劳。

(6)中医治疗:传统中医治疗被运动医学界认可和接受。

(7)药物治疗:非甾体抗炎镇痛药最常用。

2. 手术治疗

症状严重且保守治疗无效者可手术治疗,包括常规开放性手术和微创手术(椎间孔镜)。

第五节　膝　关　节　痛

▶ 一、髌股关节疼痛综合征(训练性膝关节痛)

1. 临床表现

痛点模糊,一般位于髌骨下部,上下楼疼痛加重,下楼更为显著。一般为髌骨上下韧带及附件劳损所致。

2. 防治

(1)训练时膝关节胶带固定或者支具固定,起到保护作用。

(2)强化股四头肌训练。

(3)训练时需要有专业指导。

▶ **二、髂胫束摩擦综合征（跑步膝）**

1. 临床表现

主要是由于髂胫束起止股骨大转子和股骨外侧髁反复摩擦导致的无菌性炎症，并且反复发作，发作时膝盖外侧有烧灼样疼痛。

2. 防治

（1）运动前的髂胫束拉伸和运动后的按摩恢复。

（2）增强髋部肌肉力量，尤其是外展肌群。

（3）保守治疗效果不佳时，可以行药物注射甚至手术松解。

▶ **三、鹅足肌腱炎**

此病是膝关节内侧副韧带在胫骨附着点因外力撞击和反复摩擦所致。同样可以通过制动、外用消炎镇痛药及注射治疗来处理疼痛。

第六节　带状疱疹和带状
疱疹后神经痛

带状疱疹在民间又称"蛇盘疮""缠腰龙"或"蜘蛛疮"，是由水痘-带状疱疹病毒（varicella-zoster virus，VZV）引起的嗜神经及皮肤的疱疹病毒，以成簇水疱沿身体一侧呈带状分布，且伴有不同程度的疼痛为特征的感染性皮肤病。

▶ 一、发病机制

水痘-带状疱疹病毒感染，在幼儿初次感染表现为水痘，而成人可为隐性感染，病毒沿感觉神经侵入脊神经或脑感觉神经节并潜伏下来，当机体免疫功能低下时，潜伏的病毒被激活并复制，再沿感觉神经纤维向所支配的皮肤扩散，进而形成带状疱疹。带状疱疹后神经痛（postherpetic neuralgia，PHN）定义为带状疱疹皮疹愈合后持续 1 个月及以上的疼痛，是带状疱疹最常见的并发症。

▶ 二、易感人群

当患者免疫低下时，体内潜伏的病毒被激活与复制，所以高龄患者好发，尤其是高龄女性。另外一些合并有免疫系统疾病或者感染、肿瘤患者容易发病。

▶ 三、带状疱疹的临床表现

临床表现多变，典型的带状疱疹有前驱症状，可能发生头痛、畏光、不适，通常很少发热。皮肤感觉异常和不同程度的疼痛是最常见的症状。

（1）疼痛：可为烧灼痛、刺痛、搏动痛、或电击样疼痛。

（2）触觉敏感性改变，微小刺激引发的疼痛、剧烈瘙痒也不少见。

（3）带状疱疹皮损一般呈单侧分布，疱疹群之间的皮肤正常，整个病变呈带状分布倾向，不越过躯体中线。

▶ 四、带状疱疹后神经痛的临床表现

（1）疼痛部位：主要为带状疱疹区域，但通常比疱疹区域有所扩大。肋间神经引起单侧胸部最为常见，其次是三叉神经（主要是眼支）或颈部。

（2）疼痛性质：主要是神经病理性疼痛，包括针刺样、烧灼样、电击样、刀割样等。可以是一种疼痛为主，也可以多种疼痛并存。另外，患者还通常合并有感觉异常，主要表现为蚁行感、麻木、瘙痒、麻刺感等。

（3）疼痛特征：① 自发性疼痛，患者在没有任何刺激的情况下，在皮疹分布区及附近区域出现的疼痛；② 痛觉过敏，轻度的刺激会引起皮肤长时间剧烈疼痛，常称为"小题大做"；③ 痛觉超敏，指非伤害性刺激引起的疼痛，如接触衣服或床单等轻微触碰或温度的微小变化而诱发的疼痛，常称为"无中生有"。

由于长期疼痛，40％左右患者会出现睡眠障碍、中重度情感干扰，生活质量受到严重影响，据报道有 60％患者曾经有自杀想法。

▶ 五、带状疱疹后神经痛的危险因素

发现以下因素,可能出现带状疱疹后神经痛。

(1) 皮疹持续时间长、分布范围广。

(2) 有前驱疼痛。

(3) 特殊部位,如三叉神经分布区(尤其是眼部)、会阴部及臂丛。

(4) 出现皮疹到首次抗病毒治疗时间超过 72 小时。

▶ 六、并发症

带状疱疹后神经痛最常见是在发病超过 4 周后出现,可表现为持续性疼痛,也可缓解一段时间后再次出现,甚至延续数年。其次,有 10%~25% 的患者会出现带状疱疹眼病。还有一部分患者会出现 Hunt 综合征,表现为外周面神经瘫痪,大多伴有耳、硬腭或舌部带状水泡形成。皮肤并发症也常见,分为急性和慢性表现,急性皮肤受累表现为继发细菌感染可出现脓疱样溃疡、出血和化脓样皮损等,而慢性表现主要是遗留的色素沉着或者色素消退后形成瘢痕。

▶ 七、诊断

主要是依据带状疱疹的病史和临床表现,一般无需特殊实验室检查或其他辅助检查。

▶ 八、治疗

目的是尽早有效控制疼痛、改善睡眠、改善情感障碍,提高患者生活质量。治疗的方法包括药物治疗和非药物治疗。

1. 非药物治疗

(1)生活方式调整:健康饮食,多吃蔬菜水果,少吃油炸辛辣食品,避免过度劳累,适当运动。

(2)适当配合一些物理治疗,如光疗、电疗。

2. 药物治疗

药物治疗的原则是尽早、足量、足疗程及联合治疗。

(1)钙离子通道调节剂:普瑞巴林和加巴喷丁。

(2)一线药物:三环类抗抑郁药(阿米替林)和5%利多卡因贴剂。

(3)二线药物:阿片类药物,如曲马多。

3. 微创介入治疗

微创介入治疗指在影像引导下以最小的创伤将器具或药物置入到病变组织,对其进行物理、机械或化学治疗的技术,包括神经介入和神经调控两种技术。

(1)神经介入技术:包括神经阻滞、神经毁损以及鞘内药物输注治疗。将麻醉药物或者神经毁损药物注射到外周神经周围或中枢神经起到阻滞或阻断神经传导,进而缓解疼痛。

（2）神经调控技术：通过电脉冲和电刺激适当地刺激产生疼痛的目标神经，反馈性调整神经的传导物质或电流，或产生麻木样感觉来覆盖疼痛区域，从而达到缓解疼痛的目的。

4. 其他

据报道针刺治疗、臭氧介入治疗在临床上也有一定的效果，但还需要更多的研究数据来证实。在带状疱疹后神经痛患者中很大部分伴有抑郁症或焦虑症，治疗方案中需要重视联合心理治疗及行为调节。